Mehr Lebensfreude mit Chi-Yoga

Unser Organismus funktioniert nur dann optimal, wenn er sich in einem harmonischen, ausgewogenen Zustand befindet. Allein für die körperlichen Funktionen müssen dafür viele Faktoren im Gleichgewicht gehalten werden. Zu diesem Zweck steht uns ein komplexes Informationssystem zur Verfügung, das innerhalb des Körpers einen Informationsaustausch zwischen den Zellen ermöglicht. So umfasst Krankheit immer den Menschen in seiner Gesamtheit und kann nicht als isoliertes Geschehen betrachtet werden. Jede Zelle weiß von der anderen und trägt das Programm des Ganzen in sich. Zwischen Körper, Geist und Seele besteht demzufolge eine Wechselwirkung, wobei sich diese gegenseitig positiv beeinflussen oder auch in Mitleidenschaft ziehen können. Krankheit kann ein Wink der Seele sein und uns bewusst machen, dass wir uns nicht mehr in unserer Mitte befinden und unser wesensgerechtes Leben missachten. So ist die Krankheit eine Möglichkeit für den Menschen, sich mit sich selbst auseinander zu setzen. Unwohlsein, Unzufriedenheit und Krankheit betreffen heute immer mehr Menschen. Chi-Yoga, ein modernes Mind-Body-Programm, bietet unabhängig von politischen oder religiösen Systemen für jeden Menschen eine seriöse Alternative, den Weg zu körperlicher, geistiger und seelischer Gesundheit und zu mehr Lebensfreude zu finden.

Was ist Mind-Body?

Der Mensch ist eine Einheit von Körper, Geist und Seele. Somit ist der Körper ein Spiegel dessen, was wir denken, fühlen und tun. Erst wenn es unserem Körper gelingt, alte Bewegungsgewohnheiten zu verändern oder zu erweitern, werden wir auch geistig und seelisch beweglicher.

Info

Eine Mind-Body-Übung enthält eine meditative Komponente. Beim Üben wird die Aufmerksamkeit nach innen gelenkt und körperliche, geistige und emotionale Vorgänge mit dem Bewusstsein verbunden. Mind-Body-Übungen bewirken Anmut und Leichtigkeit in den Bewegungen.

Gesundheit, Schönheit und Ausstrahlung

Beim Fitness-Trainig geht es für die meisten um ein Steigern der körperlichen Attraktivität, die von äußeren Normen definiert ist. Im Gegensatz dazu steht Mind-Body für die als angenehm empfundene Balance zwischen körperlicher, geistiger, seelischer und emotionaler Befindlichkeit. Diese ist bei jedem Menschen anders und kommt von innen. Mind-Body schafft einen Raum, der es ermöglicht, über die eigene sinnliche Wahrnehmung und ein differenziertes Körperbewusstsein mehr über den persönlichen Ausdruck zu erfahren und sich selbst als aktiven, kreativen Menschen zu erleben.

Anmut, Grazie und Ausstrahlung beziehen sich weniger auf ein makelloses äußeres Erscheinungsbild als auf den Bewegungsablauf und die – äußere und innere – Haltung eines Menschen. Den Körper neu aufzurichten, bedeutet zugleich sich auch innerlich neu aufzurichten, sich zu zentrieren und auf die eigenen Bedürfnisse zu besinnen, seine Einstellungen zu überprüfen, bereit zu sein, sich und seine Umgebung neu wahrzunehmen.

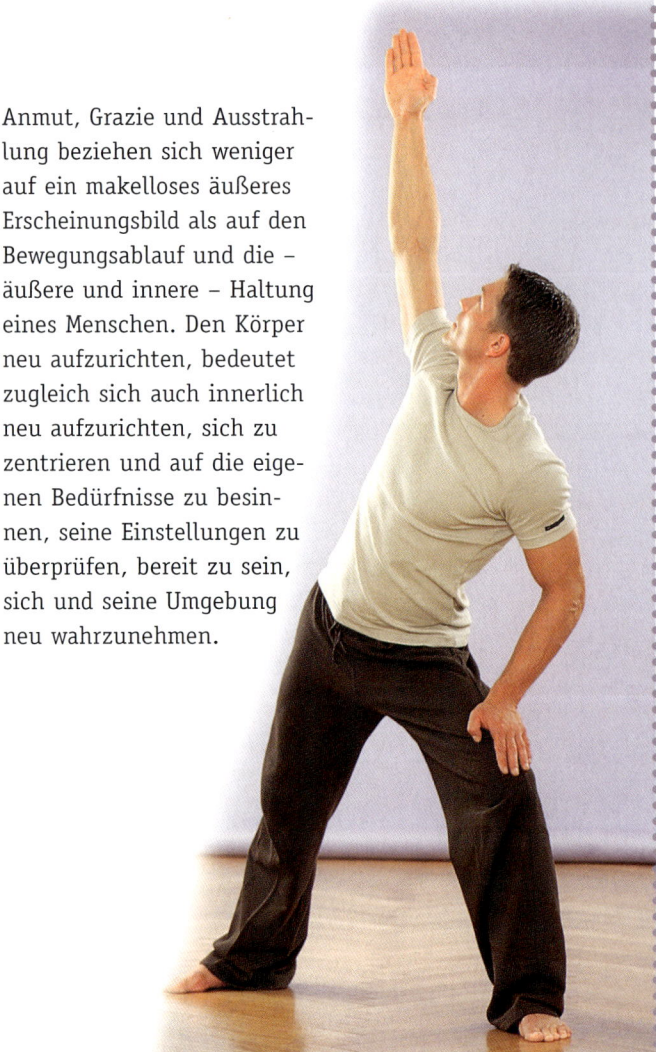

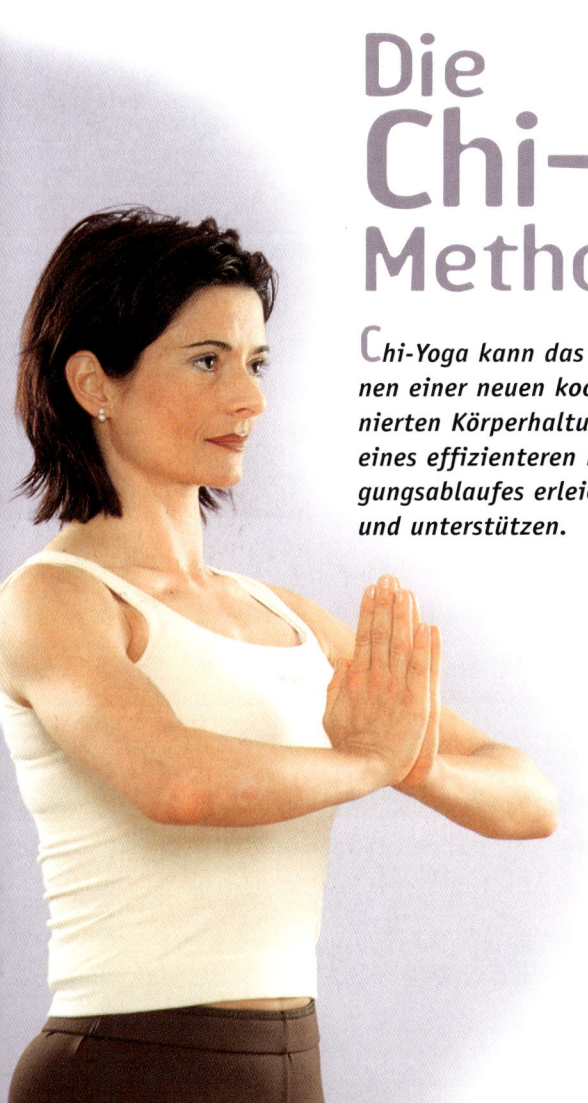

Die Chi-Yoga-Methode

Chi-Yoga kann das Erlernen einer neuen koordinierten Körperhaltung und eines effizienteren Bewegungsablaufes erleichtern und unterstützen.

Beim Chi-Yoga werden keine isolierten Muskeln gekräftigt, sondern synergetische Muskelgruppen trainiert und das Wechselspiel von Agonist und Antagonist berücksichtigt. Chi-Yoga kräftigt besonders die tiefe, innere und knochennahe Muskulatur, die einerseits für eine genaue, fein abgestimmte Führung der Gelenke und andererseits für eine gute Körperhaltung entscheidende Bedeutung hat. Mit den Yoga-Übungen aktivieren und stärken Sie den gesamten Organismus. Chi-Yoga ist eine Synthese aus fernöstlichen Disziplinen und westlichen Trainingsmethoden und verbindet die asiatische Philosophie mit dem modernen Wissen der Anatomie und Trainingslehre. Bei der Übungsauswahl fließen aktuelle wissenschaftliche Erkenntnisse aus den Bereichen des Beckenbodentrainings, der Wirbelsäulengymnastik und der Physiotherapie mit ein und verbinden sich harmonisch mit den Yoga-Haltungen.

Die Körpermitte ist Ursprung einer jeden Bewegung. Kraft, Stabilität, Leichtigkeit und Anmut resultieren dabei aus einem fein aufeinander abgestimmten Zusammenspiel der Muskeln. Mit wirkungsvollen Übungen schulen Sie die Körperwahrnehmung, straffen Sie die Figur und bauen die Haltung auf, die für jede Sportart und für das Leben im Alltag relevant ist.

Die Wirkung von Chi-Yoga

Auf sanfte Weise werden die tiefen Muskeln stimuliert und die Körpermitte gekräftigt. Ein entscheidender Punkt bei Chi-Yoga ist, dass man die Übungen bewusst, konzentriert und langsam ausführt. Nicht wie bei vielen Fitnessmethoden, bei denen es darum geht, immer mehr zu trainieren, immer schneller und besser zu werden. Durch die Harmonisierung von Körper und Psyche kann man sich in Stress-Situationen gelassener verhalten und schläft besser. Wenn Sie regelmäßig üben, verbessern Sie ebenso die Koordination und beugen Rückenbeschwerden vor. Dabei wird der Körper straffer und geschmeidiger, was eine positive Ausstrahlung und mehr Selbstbewusstsein

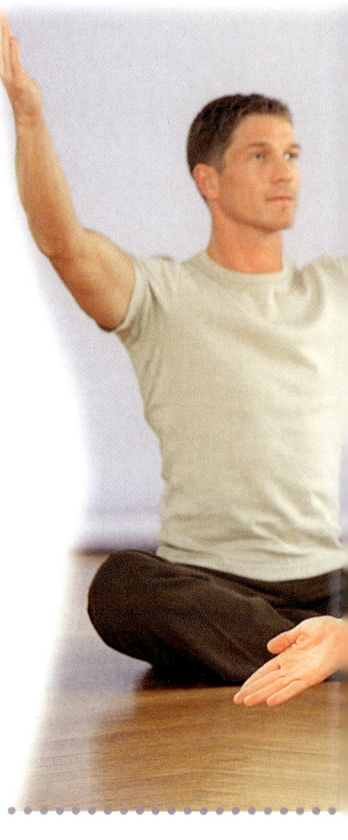

verleiht. Was Chi-Yoga von anderen Formen der Gymnastik unterscheidet, ist die Art, wie geübt wird. Haltung, Atmung und Konzentration spielen eine entscheidende Rolle und sind mitverantwort-

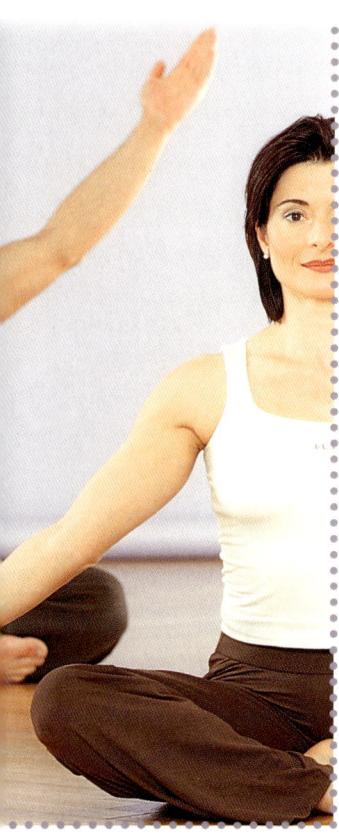

> **Info**
>
> **CDs oder Kassetten mit Anleitungen für Entspannungsübungen bieten eine gute Möglichkeit, die Gedanken und das Bewusstsein auf eine Sache zu lenken. Mit dem körperlichen Loslassen und dem Beruhigen der Gedanken können Sie gezielt die Regenerationsfähigkeit verbessern, die Lern- und Konzentrationsfähigkeit erhöhen, Nervosität und Unruhe abbauen und das allgemeine Wohlbefinden steigern.**

lich dafür, wie viel jeder von Chi-Yoga profitieren kann.

Atmung

Atmen heißt Leben. In vielen Sprachen ist Atem gleichbedeutend mit Seele, Geist, Bewusstsein oder Leben. Das Blut, das unsere Organe und Zellen versorgt, wird bei einer tiefen und freien Atmung in der Lunge optimal mit Sauerstoff angereichert. Je freier die Atmung ist, desto besser kann sich der Körper von den Abfallstoffen befreien, die bei den Stoffwechselvorgängen anfallen. Die Voraussetzung für eine tiefe, freie Zwerchfellatmung ist eine koordinierte, lockere und freie Körperhaltung.

Entspannung

Die muskuläre Entspannung hat eine erholsame Wirkung auf den psychischen Bereich, das vegetative Nervensystem und somit auf den ganzen Organismus. Die Übungen bauen ein Zuviel an Spannung ab, so dass wir unserem natürlichen Zustand der Ruhe und Gelassenheit näher kommen. Eines der wirksamsten Mittel, um das Gleichgewicht zwischen Überstimulierung und Leere wieder herzustellen, sind Phasen tiefer Entspannung. Der Wechsel von Spannung und Entspannung ist für das Wohlbefinden entscheidend. Bei vielen Menschen ist diese Polarität gestört. Diese Dauerspannung kann gesundheitliche Konsequenzen nach sich ziehen.

Die Chi-Yoga-Trainings-einheit

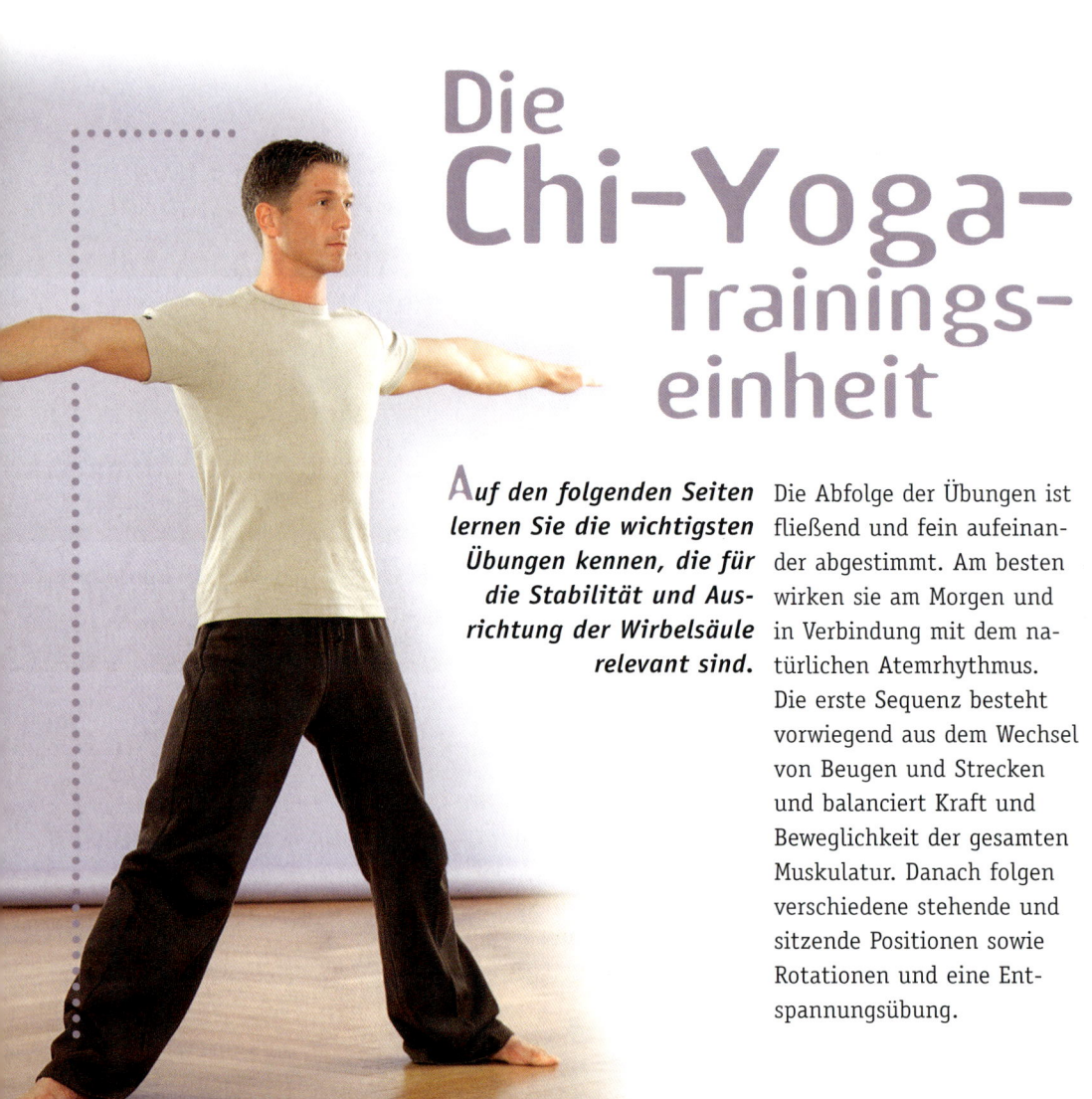

Auf den folgenden Seiten lernen Sie die wichtigsten Übungen kennen, die für die Stabilität und Ausrichtung der Wirbelsäule relevant sind. Die Abfolge der Übungen ist fließend und fein aufeinander abgestimmt. Am besten wirken sie am Morgen und in Verbindung mit dem natürlichen Atemrhythmus. Die erste Sequenz besteht vorwiegend aus dem Wechsel von Beugen und Strecken und balanciert Kraft und Beweglichkeit der gesamten Muskulatur. Danach folgen verschiedene stehende und sitzende Positionen sowie Rotationen und eine Entspannungsübung.

Positionen und Beugungen

Stehende Positionen
▲ Die Positionen fördern die emotionale Ausgeglichenheit und das Selbstvertrauen. Sie verbessern die Kraft und Beweglichkeit im Rücken, in den Schultern, der Brust, der Hüfte, den Knien und den Füßen.

Vorwärtsbeugungen
▲ Diese Beugungen dehnen und verlängern die Körperrückseite und lösen dabei Spannungen in den Füßen und Beinen sowie im Rücken und Nacken. Sie verbessern die Durchblutung. Durch die Beugungen werden die Organe in der Bauchhöhle massiert, die Verdauung und Ausscheidung gefördert sowie das Nervensystem genährt.

Rückwärtsbeugungen
▲ Die Beugungen öffnen und dehnen die Körpervorderseite und wirken der Sitz-Beuge-Haltung entgegen. Sie verbessern die Kraft und Beweglichkeit im Rücken, stimulieren und erwärmen die Nieren und aktivieren die Bauchorgane. Zudem öffnen sie den Herzbereich (Emotionen), nähren die Genitalorgane, lösen in beiden Bereichen die Blockaden und erhöhen die Vitalität und Energie.

Umkehrpositionen
▲ Diese Positionen stimulieren die Hirnanhangsdrüse, die für den chemischen Ausgleich im Körper verantwortlich ist. Der Lymphfluss und die Durchblutung des Gehirns werden verbessert, verbunden mit einem klaren Geist und stabilen Emotionen.

Vor dem Training

Tipps, bevor Sie beginnen

- Wählen Sie eine bequeme, warme Bekleidung.
- Am besten üben Sie barfuß.
- Bevorzugen Sie, wenn Sie mit Musik üben möchten, leise, sphärische Klänge.
- Lüften Sie das Zimmer.
- Achten Sie darauf, dass Sie genügend Platz haben und nicht gestört werden.
- Benutzen Sie eine Matte oder eine ähnliche Unterlage.
- Üben Sie erst vier Stunden nach den letzten Essen.
- Nehmen Sie Körperwiderstände bewusst wahr und respektieren Sie sie.
- Nehmen Sie sich genügend Zeit für die Entspannung am Ende.

Vermeiden Sie ...

- Chi-Yoga auf kaltem, hartem Boden.
- Chi-Yoga in einem kühlen Raum.
- Nach einem schweren Essen oder viel Alkoholgenuss zu üben.
- Umkehrpositionen bei Monatsblutungen.
- Umkehrpositionen bei Bluthochdruck, erhöhtem Druck des Innenohres und der Augen sowie Netzhautablösung.
- Chi-Yoga bei akuten orthopädischen Problemen.
- Vorwärtsbeugungen bei Bandscheiben-Problemen.
- Vorwärtsbeugungen bei Unwohlsein während der Schwangerschaft.

Einstimmung

▲ 1. Füße parallel, in die Mitte einpendeln
▲ 2. Spreizen und Bewegen der Zehen und Finger
▲ 3. Heben und Senken der Fußgewölbe
▲ 4. Beugen und Strecken der Fußgelenke (Fersenheben), dazu Beugen, Strecken und Kreisen der Handgelenke
▲ 5. Beugen und Strecken der Kniegelenke (halbe Kniebeugen), dazu Beugen und Strecken der Ellbogengelenke
▲ 6. Beugen und Strecken der Kniegelenke (ganze Kniebeugen), dazu Arme bis Schulterhöhe strecken, Handflächen nach oben
▲ 7. Beugen und Strecken des Hüftgelenks
▲ 8. Becken kippen und aufrichten
▲ 9. Becken/Sitzbeinhöcker seitwärts bewegen
▲ 10. Rotation des Beckens und der Sitzbeinhöcker in beide Richtungen
▲ 11. Oberkörper seitwärts verschieben
▲ 12. Brustbein heben und senken
▲ 13. Schulterblätter zusammenführen und voneinander entfernen
▲ 14. Schultern heben und senken
▲ 15. Schulterkreisen vor- und rückwärts
▲ 16. Den Kopf vor und zurück gleiten lassen
▲ 17. Kopfdrehen seitwärts
▲ 18. Den Kopf seitlich ablegen
▲ 19. Den Kopf seitlich gleiten lassen
▲ 20. Die Neutrale Position einnehmen

Übungssammlung

Modifizierter Sonnengruß

Grundposition

▲ Sie stehen mit geschlossenen Füßen und pendeln sich in der Mitte ein. Heben Sie die Fußgewölbe, strecken Sie die Beine, indem Sie die Oberschenkelmuskulatur anspannen und die Kniescheiben nach oben ziehen.

▲ Senken Sie leicht das Steißbein und heben Sie das Schambein an, Beckenboden und Bauchnabel saugen Sie nach innen und oben. Sie können sich auch vorstellen, wie Sie eine Jeans anziehen, die Ihnen eine Größe zu klein ist. Versuchen Sie, das Gefühl dieser Spannung und Festigkeit mit Ihrer Muskulatur aufzubauen.

▲ Atmen Sie ruhig weiter und öffnen Sie den Herzbereich. Lassen Sie die Schultern nach hinten, unten, außen und in Richtung hinterer Beckenrand schmelzen und den Kopf wie einen Luftballon immer weiter nach oben schweben.

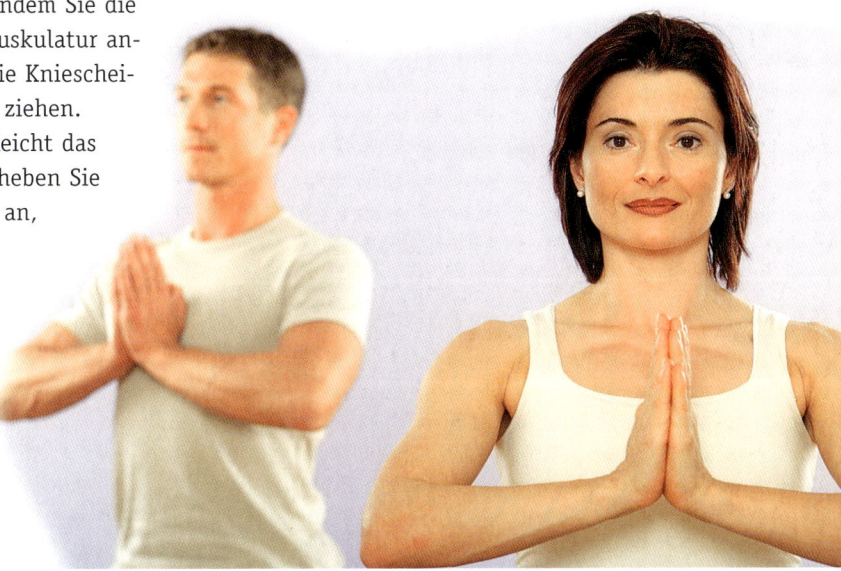

Für Beginner

1. Position: Begrüßung
▲ Stehen Sie aufrecht, die Füße sind geschlossen, die Hände sind zur Gebetshaltung vor dem Herzen gefaltet.
▲ Atmen Sie langsam und tief aus.

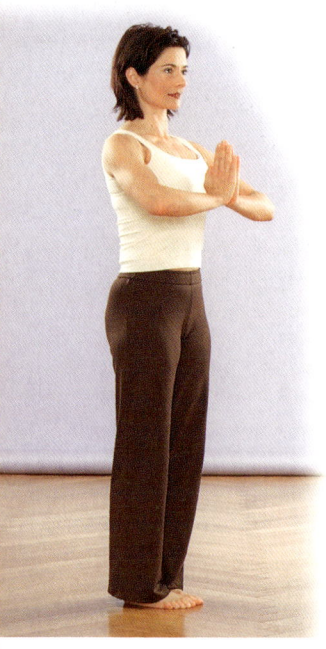

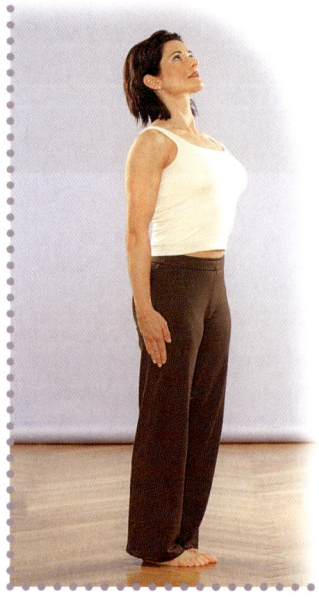

2. Position: Streckung
▲ Aus der Gebetshaltung senken Sie die Arme nach unten und ziehen vom Mittelfinger her in Richtung Füße. Dabei heben Sie das Brustbein und lassen die Sonne in Ihr Herz.
▲ Saugen Sie den Bauchnabel und den Beckenboden nach oben und innen, um nicht in der Lendenwirbelsäule auszuweichen. Atmen Sie dabei ein.

3. Position: Hand-Fuß-Stellung
▲ Behalten Sie die entstandene Streckung der Wirbelsäule, während Sie das Hüftgelenk und die Kniegelenke beugen. Führen Sie den Oberkörper mit geradem Rücken nach vorn und legen Sie ihn auf die Oberschenkel. So entsteht eine angenehme Zugspannung, die die Bandscheiben entlastet.
▲ Ziehen Sie mit den Sitzbeinhöckern in Richtung Decke. Atmen Sie bei diesem Bewegungsablauf aus.

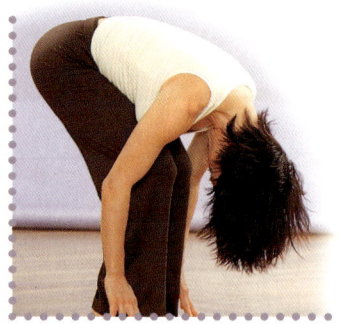

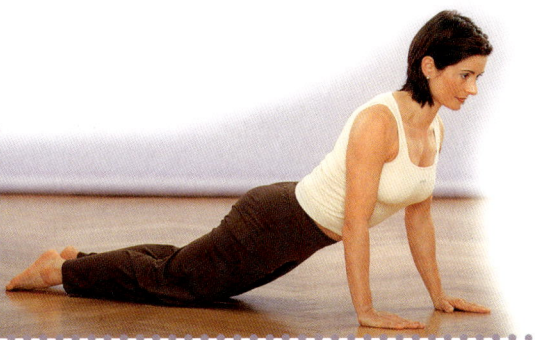

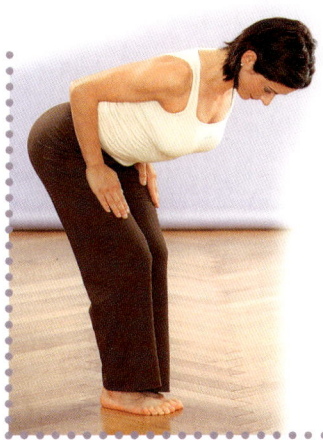

4. Position: Streckung

▲ Legen Sie die Hände auf die Oberschenkel und strecken Sie aktiv den Rücken. Das Steißbein und der Scheitel sind bei dieser Position möglichst weit voneinander entfernt.

▲ Ziehen Sie die Schulterblätter nach hinten, unten und außen, aktivieren Sie die Beckenbodenmuskulatur. Atmen Sie jetzt ein.

5. Position: Brett

▲ Legen Sie die Hände auf den Boden neben die Füße und setzen Sie ein Bein nach dem anderen hinten auf die Knie ab.

▲ Schieben Sie das Becken nach vorn, bis Sie in dieser modifizierten Brett-Position sind, bei der Sie die Schultern in Richtung Beckenrand ziehen, das Brustbein heben und die Beckenbodenmuskulatur aktivieren.

▲ Halten Sie den Atem kurz an.

6. Position: Kindeshaltung

▲ Verlagern Sie das Gewicht nach hinten in die »modifizierte Kindeshaltung«.

▲ Bauen Sie Kraft und Stabilisation im Schultergürtel auf, indem Sie einerseits die Fingerspitzen nach vorn und gleichzeitig die Schultern zurück ziehen. Atmen Sie bei diesem Bewegungsablauf aus.

7. Position: Katze

▲ Sie atmen ein und verschieben den Schwerpunkt nach vorn. Sie befinden sich in der Position der Katze, bei der Knie- und Hüftgelenk sowie Schulter- und Handgelenk senkrecht übereinander stehen.

▲ Spüren Sie die Länge der Wirbelsäule, indem Sie Scheitel und Steißbein möglichst weit voneinander entfernen und die Schultern weit von den Ohren entfernen. Bauen Sie bei dieser Position aktiv Kraft und Stabilisation im Oberkörper auf.

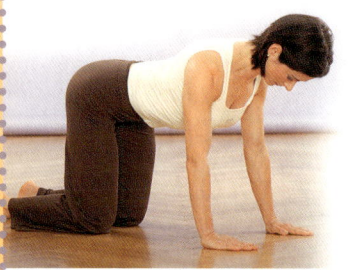

8. Position: nach unten schauender Hund

▲ Bei der nächsten Ausatmung heben Sie Ihr Gesäß und verlagern den Schwerpunkt nach hinten. Lassen Sie dabei die Knie gebeugt. Die Fersen berühren nicht den Boden. Versuchen Sie, mit beiden Sitzbeinhöckern aktiv in Richtung Decke zu ziehen.

▲ Schieben Sie gleichzeitig Brustbein und Achselhöhlen in Richtung Oberschenkel, entspannen Sie die Schultern. Verlängern Sie Ihren Hals und lassen Sie den Kopf entspannt zwischen den Armen.

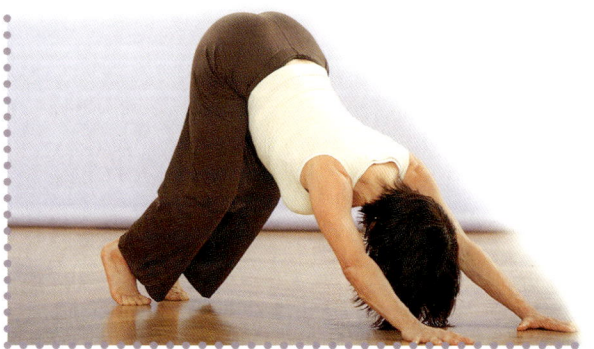

9. Position: Streckung

▲ Machen Sie mit dem rechten Bein einen großen Schritt nach vorn und stellen Sie dann den linken Fuß neben den rechten. Beugen

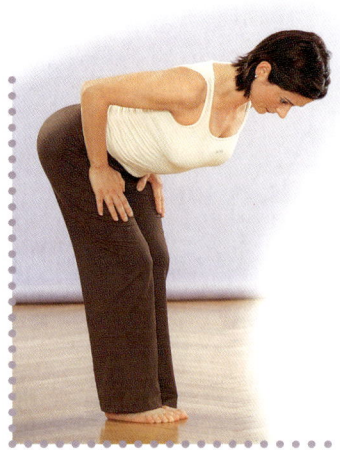

Sie leicht die Knie, legen Sie die Hände auf die Oberschenkel und strecken Sie den Rücken aktiv, indem Sie Steißbein und Scheitel möglichst weit voneinander entfernen. Atmen Sie dabei ein.

10. Position: Hand-Fuß-Stellung

▲ Beugen Sie die Knie etwas stärker und legen Sie den Oberkörper entspannt auf die Oberschenkel. So entsteht eine angenehme Zugspannung, die die Bandscheiben entlastet.

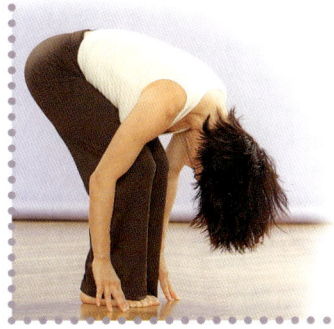

▲ Ziehen Sie mit den Sitzbeinhöckern in Richtung Decke. Atmen Sie bei diesem Bewegungsablauf aus.

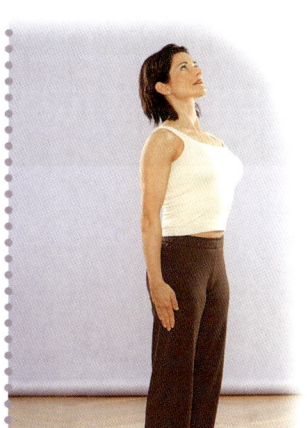

11. Position: Streckung

▲ Stützen Sie beide Hände mit den Fingerspitzen nach unten gerichtet auf den Oberschenkeln ab, schmiegen Sie die Schulterblätter an die Wirbelsäule und heben Sie das Brustbein.

▲ Richten Sie sich mit geradem Rücken nach oben auf.
▲ Heben Sie den Herzbereich zur Sonne. Dabei achten Sie darauf, dass Sie den Bauchnabel und Beckenboden nach oben und innen saugen, um nicht in der Lendenwirbelsäule auszuweichen. Atmen Sie dabei ein.

12. Position: Abschluss

▲ Stehen Sie aufrecht, die Arme ziehen vom Mittelfinger her in Richtung Füße. Atmen Sie langsam und tief aus.

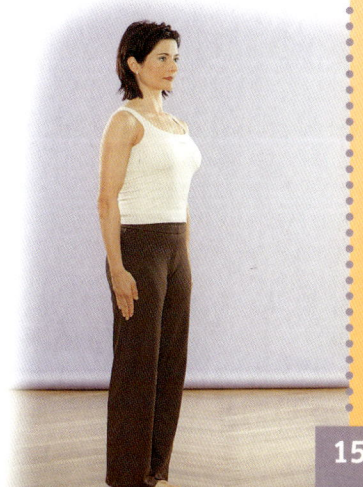

Für Geübte

1. Position: Begrüßung
▲ Stehen Sie aufrecht, die Füße sind geschlossen, die Hände zur Gebetshaltung vor dem Herzen gefaltet.
▲ Atmen Sie langsam und tief aus.

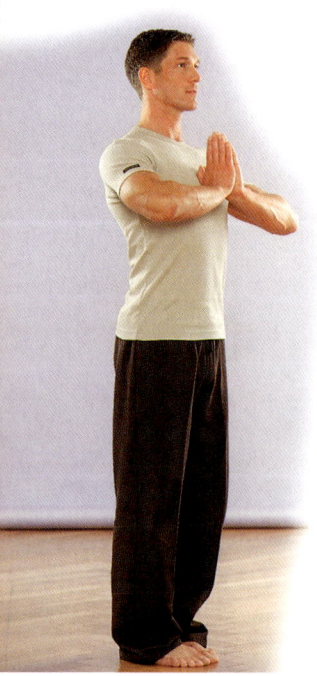

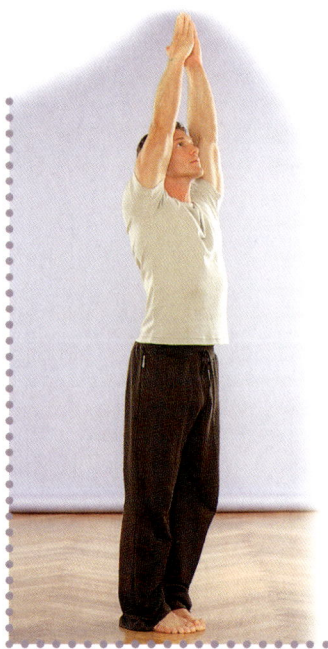

2. Position: Streckung
▲ Aus der Gebetshaltung führen Sie beide Arme seitlich nach oben und hinter den Körper.
▲ Heben Sie gleichzeitig das Brustbein an, als würden Sie über eine Hochsprunglatte springen wollen.
▲ Strecken Sie den Kopf, ohne den Nacken in Falten zu legen. Dabei achten Sie darauf, dass Sie den Bauchnabel und Beckenboden nach oben und innen saugen, um nicht in der Lendenwirbelsäule auszuweichen. Atmen Sie dabei ein.

3. Position: Hand-Fuß-Stellung
▲ Behalten Sie die entstandene Streckung der Wirbelsäule, während Sie das Hüftgelenk beugen, mit geradem Rücken nach vorn gehen und die Arme zu den Füßen bringen. Sie können dabei auch die Knie leicht beugen und den Oberkörper auf die Oberschenkel legen.

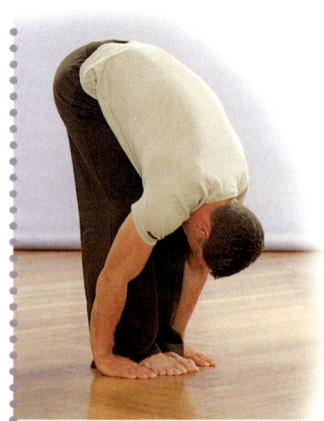

▲ Ziehen Sie mit den Sitzbeinhöckern in Richtung Decke. Atmen Sie bei diesem Bewegungsablauf aus.

4. Position: Ausfallschritt
▲ Berühren Sie mit den Händen den Boden und strecken Sie beim Einatmen das linke Bein nach hinten.

Während das linke Bein hinten gestreckt ist, beugen Sie das rechte.
▲ Sie können beide Arme seitwärts in die Gebetshaltung über den Kopf führen oder neben den Füßen lassen.
▲ Das Brustbein und den Kopf heben Sie in Richtung Sonne.

5. Position: Brett
▲ Legen Sie die Hände auf den Boden neben die Füße, führen Sie das rechte Bein zurück in die Brett-Position.
▲ Stabilisieren Sie den Körper im Schultergürtelbereich und in der Körpermitte.
▲ Halten Sie den Atem an.

6. Position: Welle
▲ Beugen Sie nun die Ellbogen. Die Oberarme befinden sich dabei eng am Körper.
▲ Stirn und Brust berühren fast den Boden, das Gesäß ist leicht erhöht. Atmen Sie bei diesem Bewegungsablauf aus.

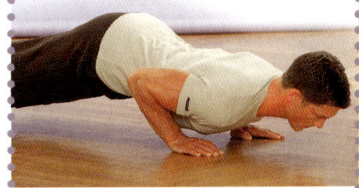

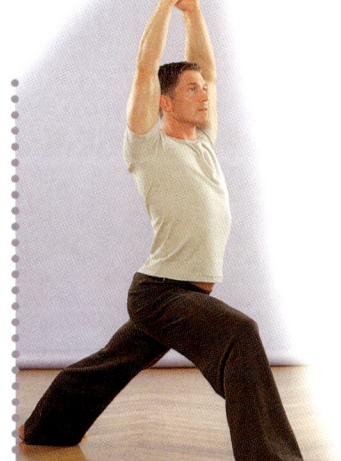

7. Position: Kobra

▲ Senken Sie das Gesäß und stoßen Sie den Oberkörper gleichzeitig mit den Armen nach oben. Das Becken bleibt in der Luft, Gesäß und Oberschenkel sind fest, der Beckenboden ist aktiviert und das Brustbein gehoben.

▲ Gehen Sie nur so weit hoch, wie Sie die Position aus eigener Kraft halten können und schützen Sie den Bereich der Lendenwirbelsäule durch ein Aktivieren der Muskulatur der Körpermitte. Atmen Sie dabei ein.

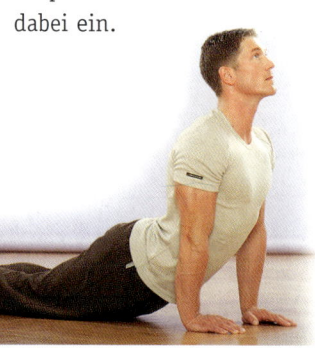

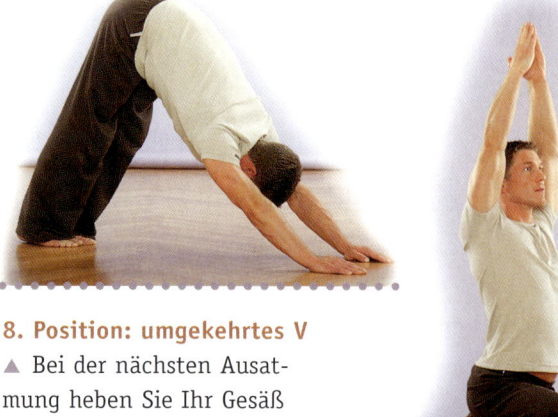

8. Position: umgekehrtes V

▲ Bei der nächsten Ausatmung heben Sie Ihr Gesäß und verlagern den Schwerpunkt nach hinten.

▲ Setzen Sie die Fersen ab, strecken Sie die Beine und ziehen Sie mit den beiden Sitzbeinhöckern aktiv in Richtung Decke.

▲ Schieben Sie gleichzeitig Brustbein und Achselhöhlen in Richtung Oberschenkel.

▲ Entspannen Sie die Schultern, verlängern Sie Ihren Hals und lassen Sie den Kopf entspannt zwischen den Armen. Mit etwas Phantasie kann man sich dabei einen Hund vorstellen, der sich nach dem Schlaf streckt.

9. Position: Ausfallschritt

▲ Aus dem umgekehrten V führen Sie das rechte Bein so nah wie möglich zu den Händen, senken Sie das Becken und strecken Sie das hintere Bein.

▲ Wenn Sie möchten, können Sie beide Arme seitwärts über den Kopf in eine Gebetshaltung führen. Heben Sie das Brustbein und den Kopf in Richtung Sonne.

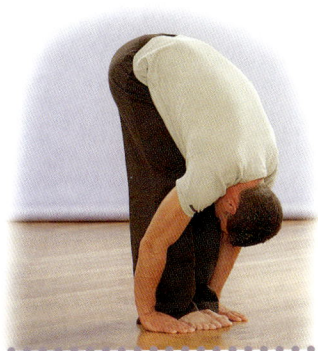

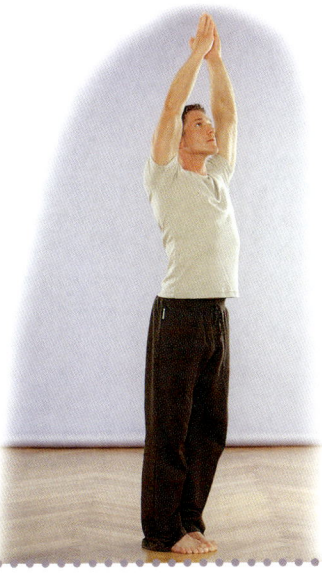

10. Position: Hand-Fuß-Stellung

▲ Führen Sie den linken Fuß zum rechten und legen Sie die Hände neben die Füße. Legen Sie Ihren Oberkörper auf die Oberschenkel.
▲ Ziehen Sie mit den Sitzbeinhöckern in Richtung Decke. Atmen Sie bei diesem Bewegungsablauf aus.

11. Position: Streckung

▲ Strecken Sie den Rücken von unten beginnend und heben Sie den Oberkörper mit geradem Rücken. Führen Sie dabei beide Arme seitlich nach oben über den Kopf und heben Sie gleichzeitig das Brustbein an.
▲ Den Kopf strecken Sie ebenfalls, ohne den Nacken in Falten zu legen. Saugen Sie den Bauchnabel und den Beckenboden nach oben und innen, um nicht in der Lendenwirbelsäule auszuweichen. Atmen Sie dabei ein.

12. Position: Abschluss

▲ Senken Sie die Arme seitlich ab, bleiben Sie aufrecht stehen.
▲ Die Füße sind geschlossen, die Arme ziehen vom Mittelfinger her in Richtung Füße. Atmen Sie langsam und tief aus.

> **Info**
>
> Wiederholen Sie nach ein bis zwei Atemzügen die Positionen 1 bis 12. Wechseln Sie jeweils das Bein bei den Positionen 4 bzw. 9. Dies vervollständigt einen Zyklus des Sonnengrußes. Wiederholen Sie die Zyklen einige Male, wenn Sie sich optimal auf die anderen Chi-Yoga-Übungen vorbereiten möchten oder steigern Sie die Wiederholungszahl allmählich auf 12 bzw. 24 Zyklen für eine ganze Übungseinheit. Schließen Sie die letzte Übungseinheit mit der modifizierten Fisch-Haltung oder einer Entspannungsübung in Rückenlage ab.

Dreieck

▲ Sie stehen in der Grundposition (genau beschrieben beim modifizierten Sonnengruß auf Seite 11) und öffnen die Beine ungefähr 1–1,30 m.

▲ Drehen Sie den linken Fuß ca. 90 Grad nach außen, den rechten ca. 20 Grad nach innen. Die Beine bleiben während der Übung gestreckt, die Fußgewölbe gehoben und das Becken gerade. Wenn Sie diese Position nicht als angenehm empfinden, modifizieren Sie sie bezüglich Schrittgröße und Fußpositionen oder beugen Sie das linke Bein.

▲ Heben Sie die gestreckten Arme auf Schulterhöhe und drehen Sie die Handflächen nach unten. Die Arme sind parallel zum Boden.

▲ Beim Einatmen ziehen Sie sich aus der rechten Hüfte heraus weit nach links.

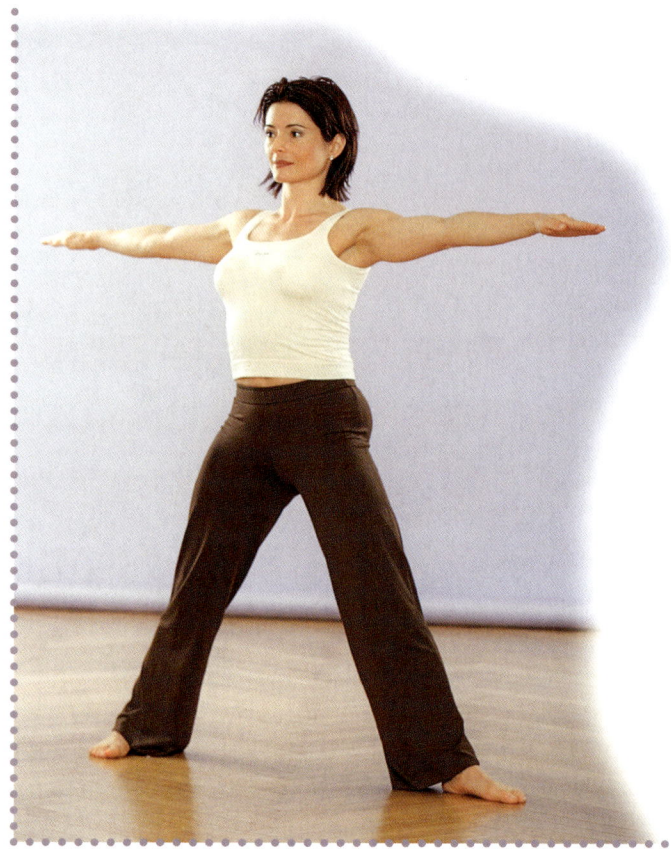

▲ Führen Sie dann den rechten Arm senkrecht nach oben. Die Handfläche zeigt nach vorn. Bewegen Sie den linken Arm so weit zum Boden, wie es für Sie möglich

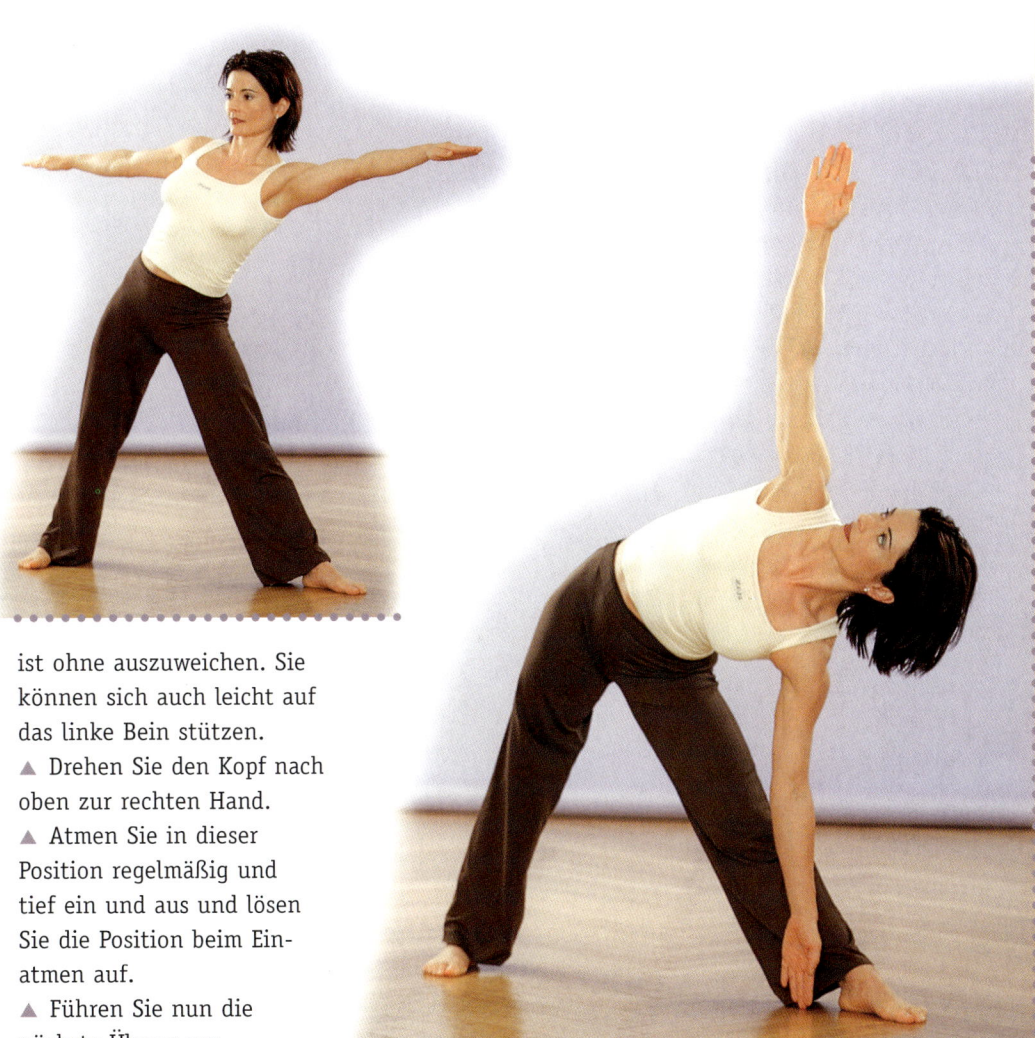

ist ohne auszuweichen. Sie können sich auch leicht auf das linke Bein stützen.
▲ Drehen Sie den Kopf nach oben zur rechten Hand.
▲ Atmen Sie in dieser Position regelmäßig und tief ein und aus und lösen Sie die Position beim Einatmen auf.
▲ Führen Sie nun die nächste Übung aus.

Umgekehrtes Dreieck

▲ Beugen Sie beim nächsten Einatmen das linke Bein, bis der Oberschenkel parallel zum Boden und das Kniegelenk über dem Fußgelenk ist. Gleichzeitig führen Sie den linken Arm in einem weiten Bogen nach oben und senken den Oberkörper und den rechten Arm nach hinten ab. Halten Sie das Becken gerade. Die Atmung ist regelmäßig und tief.
▲ Bleiben Sie einige ruhige Atemzüge in dieser Position und versuchen Sie sich dabei zu entspannen.
▲ Führen Sie die beiden Übungen »Dreieck« und »umgekehrtes Dreieck« auf der anderen Seite aus und kommen Sie in die Grundposition zurück.

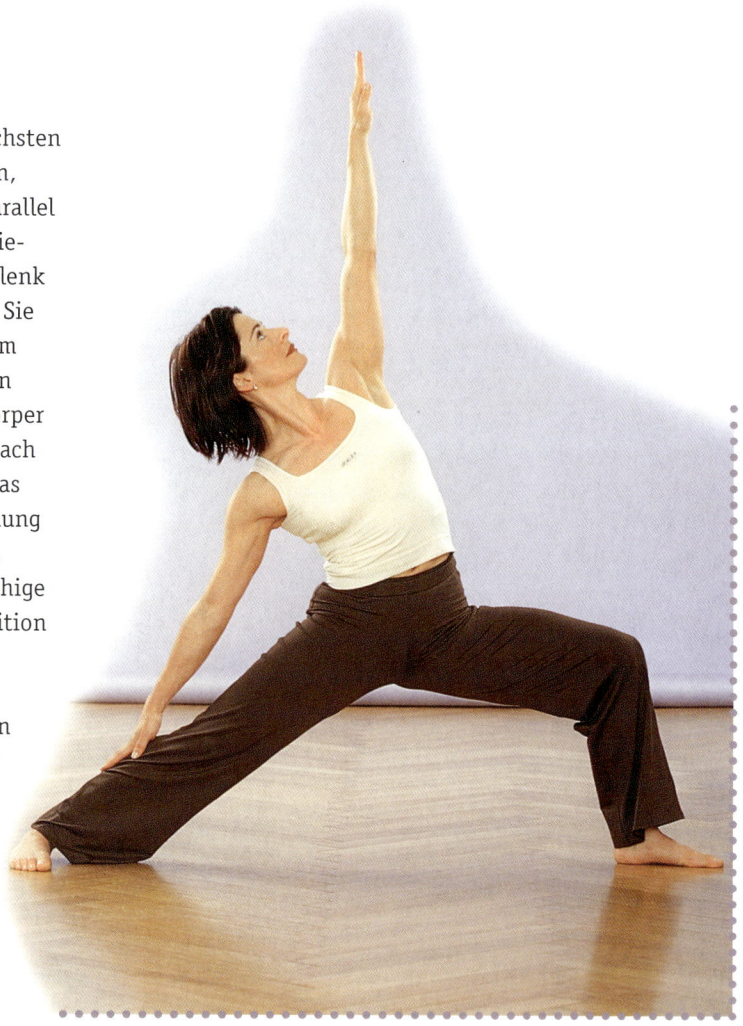

Baum

▲ Sie stehen in der Grundposition und beugen das linke Bein. Wenn Sie erst mit Chi-Yoga beginnen, führen Sie den linken Fuß zum rechten Knöchel. Fortgeschrittene können den Fuß auch an den Oberschenkel legen.

▲ Öffnen Sie im Hüftbereich und halten Sie das Becken gerade. Atmen Sie dabei ruhig und tief.

▲ Falten Sie dann Ihre Hände in eine Gebetshaltung und führen Sie sie entweder auf Herzhöhe oder, wenn es Ihre Kraft und Beweglichkeit im Schultergelenk erlaubt, über den Kopf.

▲ Saugen Sie Beckenboden und Bauchnabel nach innen und oben.

▲ Verankern Sie Ihre Schultern, während Sie das Herz zur Sonne hin öffnen. Wie ein Baum lassen Sie Ihre

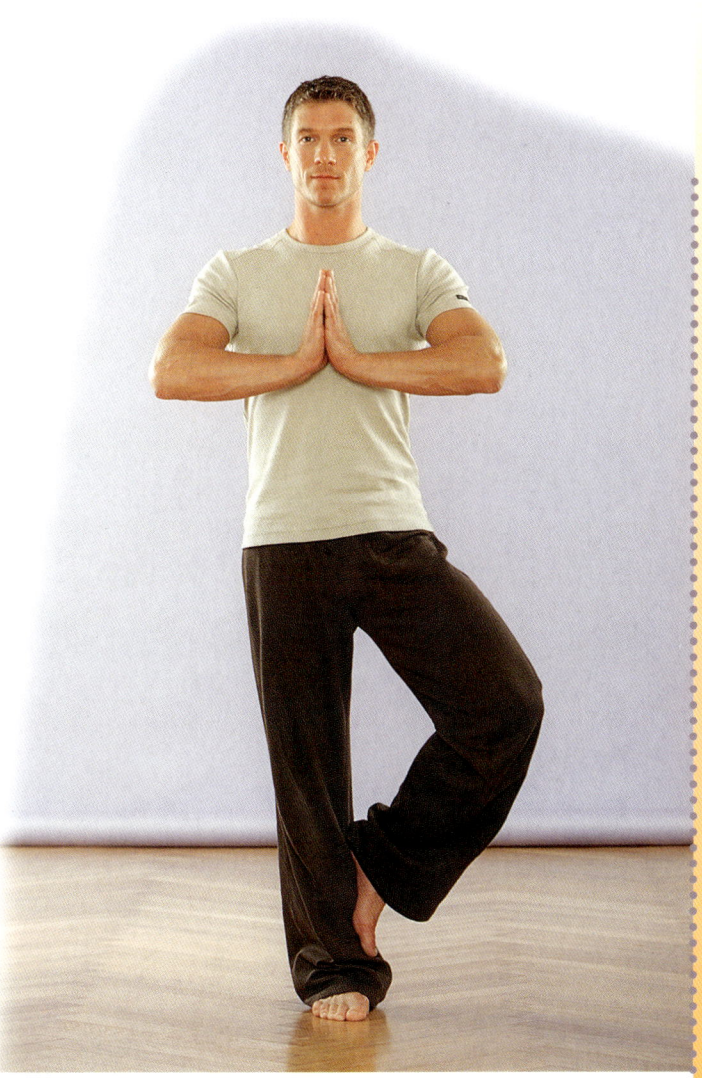

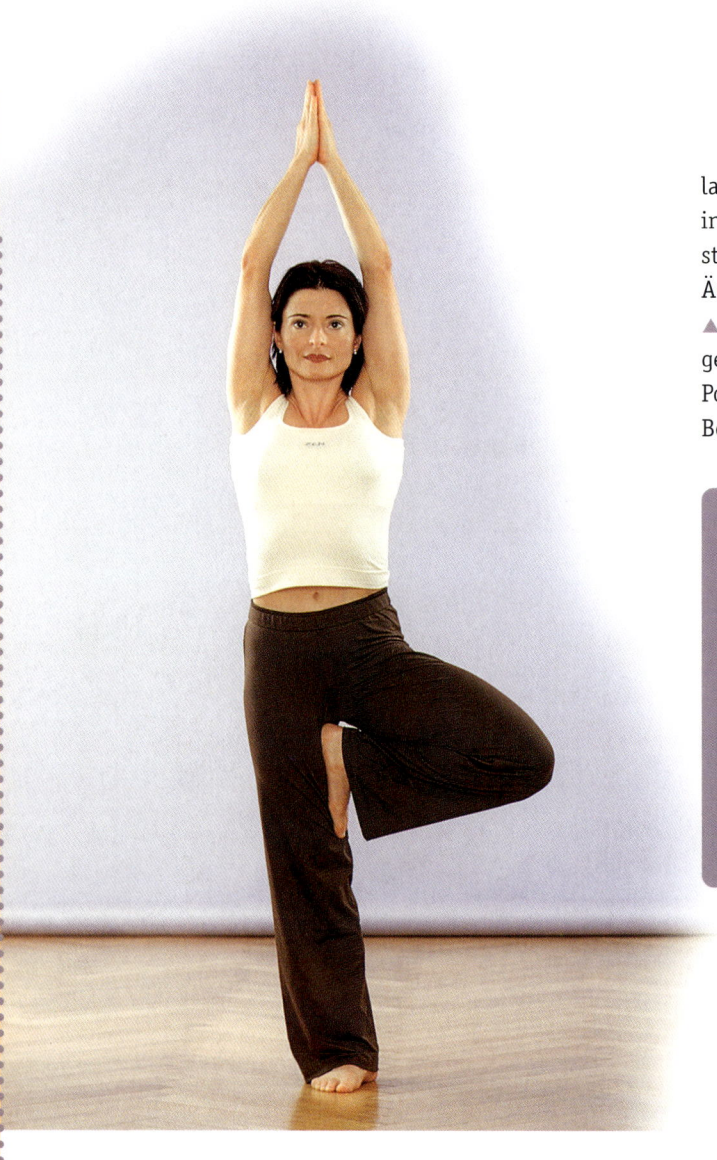

langen Wurzeln immer tiefer in die Erde wachsen und streben gleichzeitig mit den Ästen in Richtung Himmel.

▲ Nach einigen tiefen, ruhigen Atemzügen lösen Sie die Position und wechseln das Bein.

Info

Diese Position spiegelt Ihre Standfestigkeit wider. Je mehr Sie zentriert sind und in Ihrer Mitte ruhen, umso eher können Sie das Gleichgewicht halten. Wenn Sie sich in dieser Position noch mehr herausfordern wollen, können Sie Ihre Augen schließen.

Brett

▲ Gehen Sie über den Vierfüßlerstand in die Ausgangsposition. Beide Hände befinden sich auf dem Boden und stützen den Oberkörper.
▲ Strecken Sie die Beine nach hinten aus und halten Sie sich so flach wie ein Brett.
▲ Stabilisieren Sie den Körper, indem Sie Beckenboden und Bauchnabel einsaugen, die Schulterblätter in Richtung Beckenkamm ziehen, das Brustbein heben und den Scheitel lang ziehen. Lassen Sie den Atem fließen!

Variante 1:
▲ Heben Sie nun ein Bein ca. 10 cm vom Boden ab und stabilisieren Sie erneut. Wechseln Sie nach einer Pause das Bein.

Variante 2:
▲ Heben Sie nun das rechte Bein und den linken Arm, strecken Sie sich und stabilisieren Sie erneut. Diese Übung erfordert viel Körpergefühl, Koordination und Kraft. Wechseln Sie nach einer Pause die Seiten.

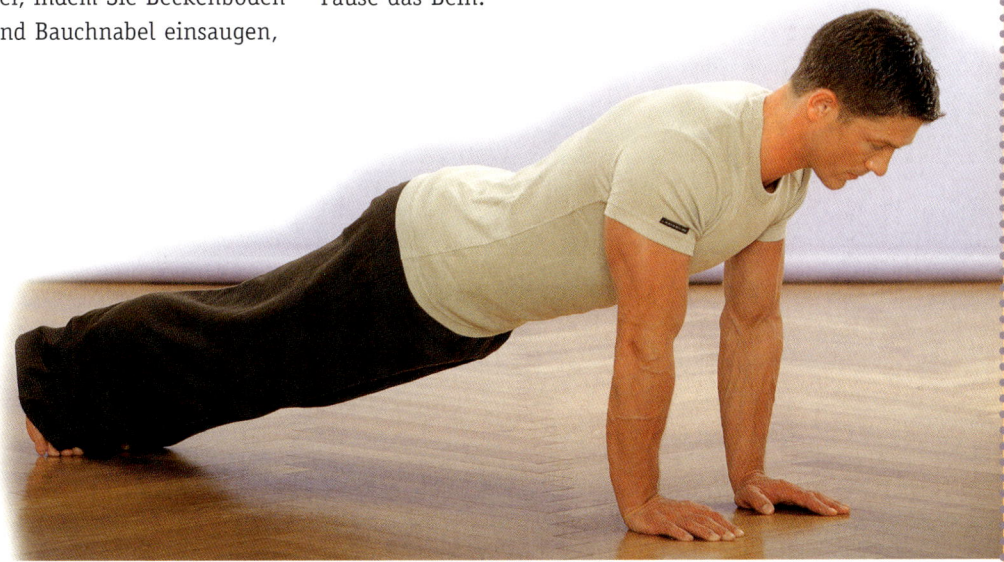

Paddel

▲ Legen Sie sich auf den Rücken, heben Sie nacheinander die Beine und lassen Sie die Knie zum Oberkörper sinken.

▲ Legen Sie Ihre Hände und einen Teil der Unterarme unter den Po an den oberen Beckenrand, um ein Ausweichen in eine Hohlkreuzposition zu verhindern.

▲ Verlängern Sie Ihren Nacken, ziehen Sie Ihre Schulterblätter aktiv nach unten zum Becken und aktivieren Sie Ihren Beckenboden.

▲ Atmen Sie regelmäßig ein und aus. Führen Sie dabei eine Fuß-Spitze zum Boden und wieder zurück, als würden Sie Ihren Fuß kurz in kaltes Wasser tauchen. Stabilisieren Sie dabei Ihre Körpermitte und weichen Sie nicht aus.

▲ Führen Sie die Übung achtmal wechselseitig aus.

Variante 1:

▲ Sie können die Schwierigkeit der Übung vergrößern, wenn Sie nicht nur die Fuß-Spitze absenken, sondern

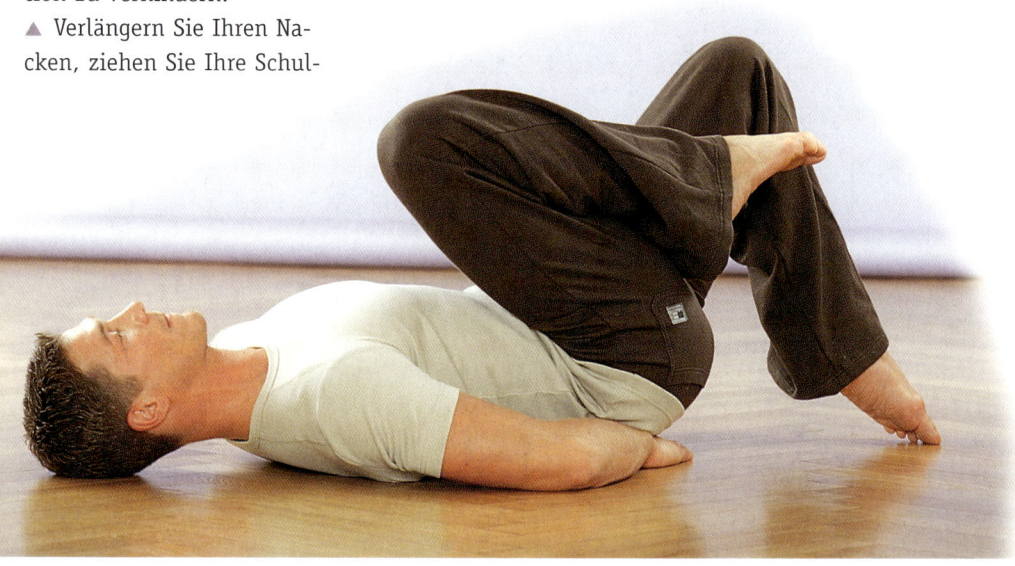

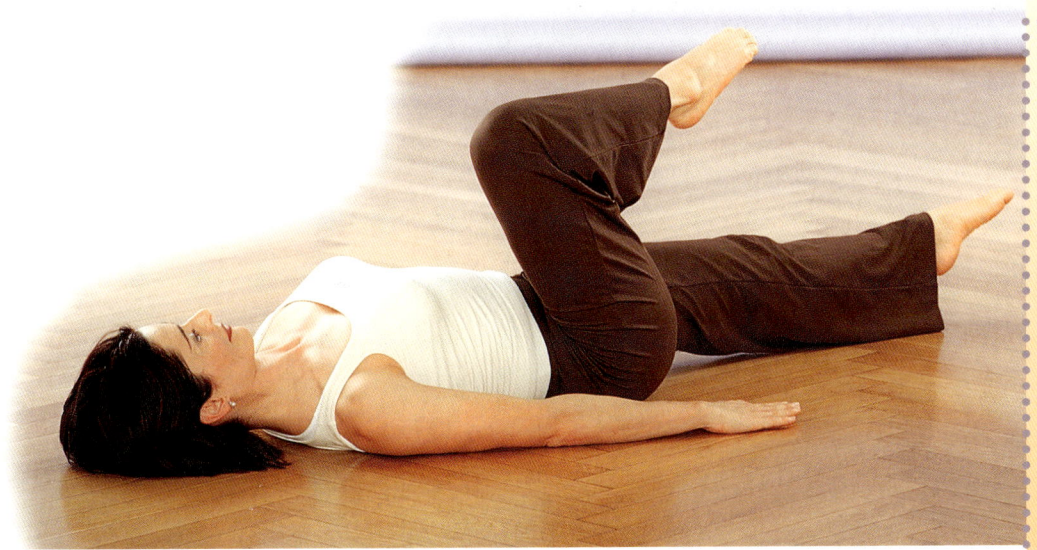

das ganze Bein während eines Atemzyklus ca. 10 cm über dem Boden schweben lassen. Führen Sie dann das Bein zurück. Auch hier arbeiten Sie aus der Körpermitte und führen die Übung ebenfalls achtmal wechselseitig aus, während Sie den Atem fließen lassen.

Variante 2:
▲ Die bisherigen Übungen werden noch schwieriger, wenn Sie die gestreckten Arme neben den Körper legen, die Handflächen zum Boden drehen, mit den Fingerspitzen nach unten zu den Füßen ziehen und leicht auf den Boden drücken.

Variante 3:
▲ Um die Muskulatur der Körpermitte noch mehr herauszufordern, miteinander zu arbeiten und das Zentrum zu stabilisieren, beschreiben Sie mit dem gestreckten Bein langsam drei kleine Kreise.
▲ Führen Sie die Übung wechselseitig aus.

Schulterbrücke

▲ In der Rückenlage stellen Sie beide Beine auf und heben das Becken so hoch, bis Knie-, Hüft- und Schultergelenke in einer Ebene liegen. Die Arme befinden sich neben dem Körper mit den Handflächen zum Boden.

▲ Mit den Fingerspitzen ziehen Sie in Richtung Füße und verankern so Ihre Schulterblätter.

▲ Aktivieren Sie die Bauch- und Beckenbodenmuskulatur, indem Sie sich vorstellen, wie Sie innerlich einen Lift hochfahren. Atmen Sie ruhig weiter. Heben Sie nun einen Fuß einige Zentimeter vom Boden, ohne im Becken auszuweichen.

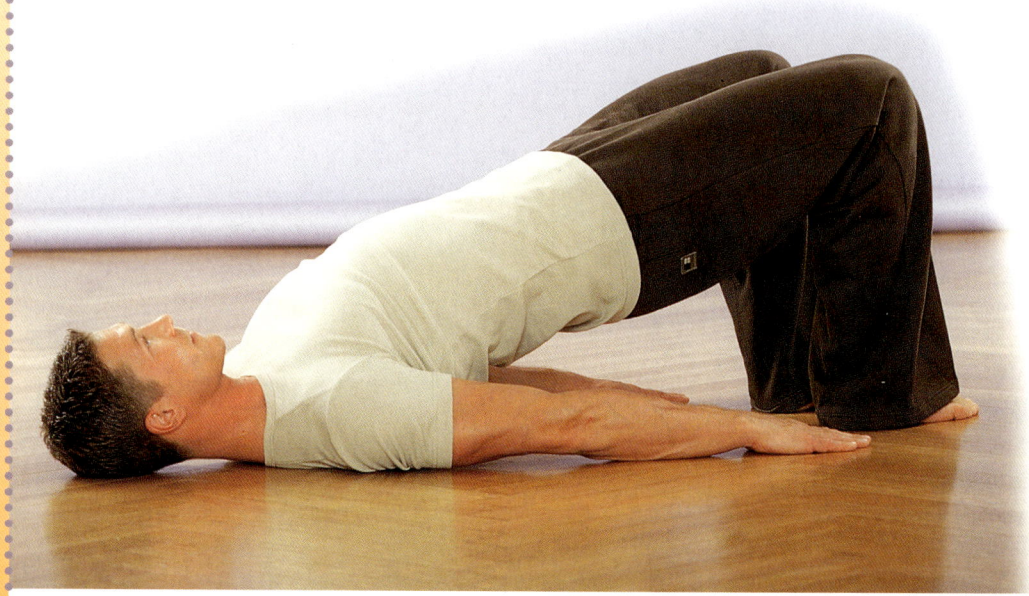

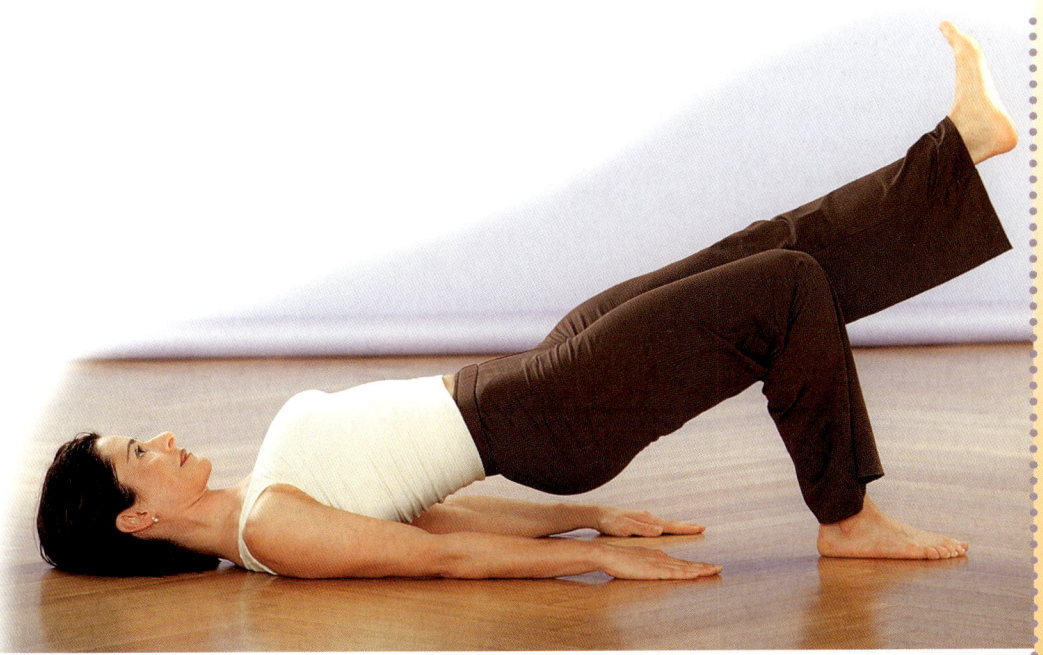

▲ Wiederholen Sie die Übung einige Male wechselseitig – so lange, wie Sie die Körpermitte stabilisieren können. Legen Sie sich wieder auf den Boden und entspannen Sie sich.

Variante 1:
▲ Um die Übung zu intensivieren, können Sie ein Bein anheben und ausstrecken. Stabilisieren Sie weiterhin die Körpermitte und lassen Sie Ihren Atem fließen.

Variante 2:
▲ Halten Sie das Becken gerade und saugen Sie Bauchnabel und Beckenboden nach innen und oben. Beschreiben Sie mit dem gestreckten Bein langsam kleine Kreise.

Stab

▲ Setzen Sie sich aufrecht auf den Boden und strecken Sie die Beine. Stützen Sie sich mit den Händen hinter dem Körper ab.

▲ Heben Sie das Brustbein und neigen Sie sich aus dem Hüftgelenk mit einer stabilisierten Brustwirbelsäule so weit nach vorn, wie Sie den Rücken lang und gerade halten können.

▲ Legen Sie die Hände, je nach Beweglichkeit, neben die Beine oder zu den Füßen. Lassen Sie die Schultern entspannt und atmen Sie ruhig und tief.

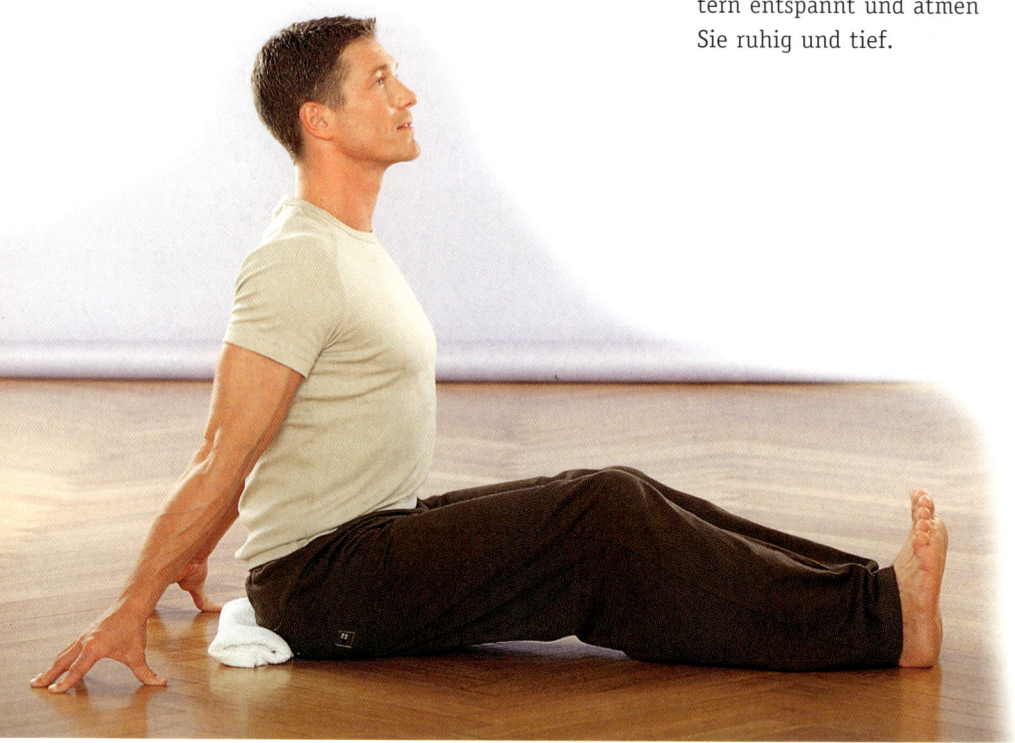

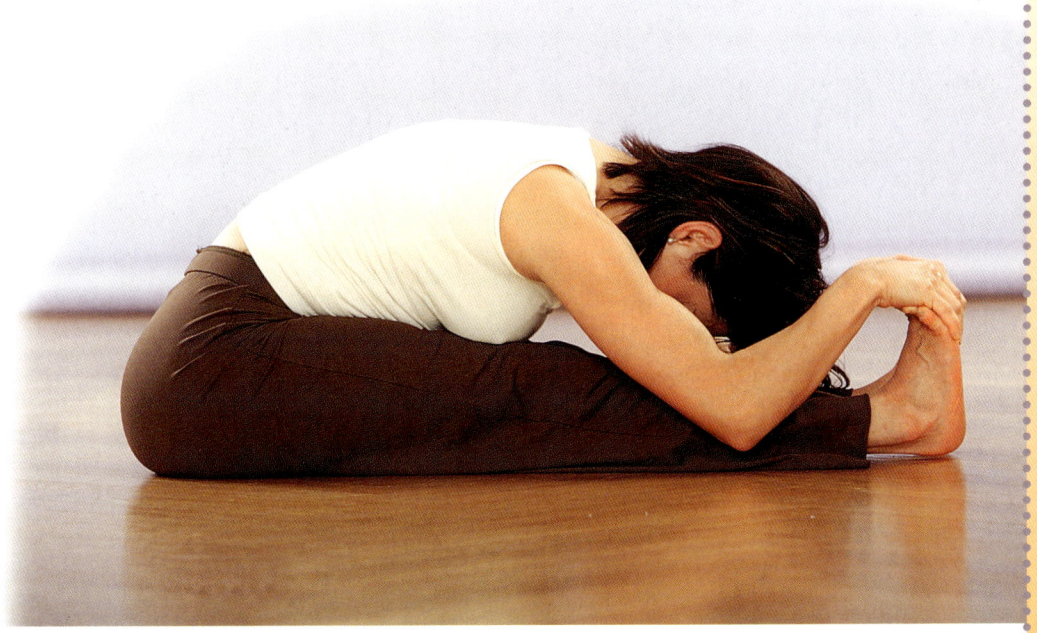

Variante 1:
▲ Um die Beckenkippung zu unterstützen, können Sie ein gefaltetes Handtuch unter Ihre Sitzbeinhöcker legen und nach vorn über das Handtuch rutschen. Vielleicht möchten Sie auch die Knie leicht beugen.

Variante 2:
▲ Wenn Sie keine Rückenbeschwerden haben und sehr beweglich sind, können Sie den Oberkörper auf die Oberschenkel legen. In den Gedanken ziehen Sie den Kopf in Richtung Füße.

Stern

▲ Setzen Sie sich mit gestreckten Beinen auf den Boden, winkeln Sie das rechte Bein an und stellen Sie es über das gestreckte linke. Wenn Sie wollen, können Sie ein gefaltetes Handtuch unter Ihre Sitzbeinhöcker legen.

▲ Umfassen Sie mit der linken Hand das rechte Knie und richten Sie sich noch mehr auf, indem Sie sich mit dem rechten Arm hinter dem Körper nahe dem Po aufstützen.

▲ Drehen Sie nun den Oberkörper und den Kopf so weit wie möglich nach rechts.

▲ Bleiben Sie einige tiefe Atemzüge in dieser Position und kehren Sie in die Ausgangsposition zurück, bevor Sie anschließend die Übung auf der anderen Seite wiederholen.

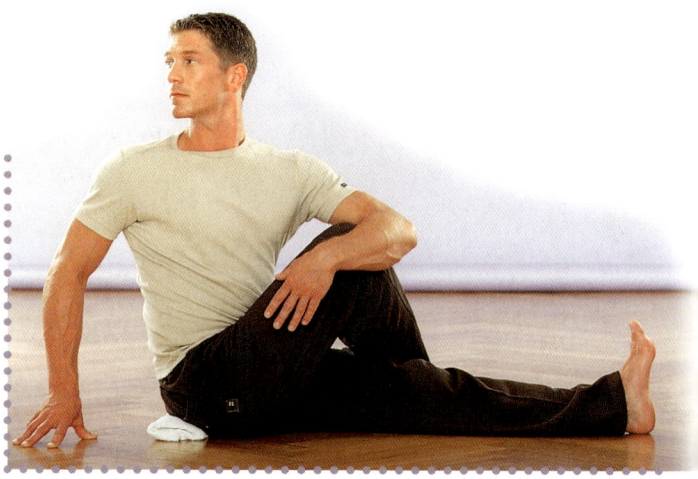

Variante:

▲ Anstatt mit der linken Hand das Knie zu umfassen, können Sie den gestreckten linken Arm außen am rechten Bein entlangführen, um die Position zu intensivieren. Das linke Bein können Sie auch anwinkeln.

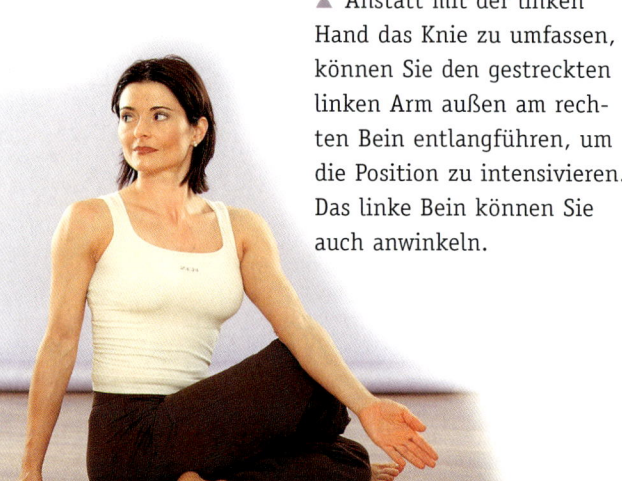

Fisch

▲ Begeben Sie sich in die Rückenlage und legen Sie die Hände, mit den Handflächen nach unten, unter das Gesäß.

▲ Stützen Sie die Ellbogen nahe dem Körper auf und heben Sie den Oberkörper vom Boden ab: Heben Sie das Brustbein an und legen Sie den Scheitel auf den Boden.

▲ Verbleiben Sie bei langsamer und tiefer Atmung einige Atemzüge in dieser Stellung. Lösen Sie dann die Position auf, indem Sie Druck auf die Unterarme ausüben, den Oberkörper erneut anheben und den Hinterkopf auf den Boden legen.

▲ Rollen Sie langsam wieder in die Rückenlage und legen Sie die Arme neben den Körper.

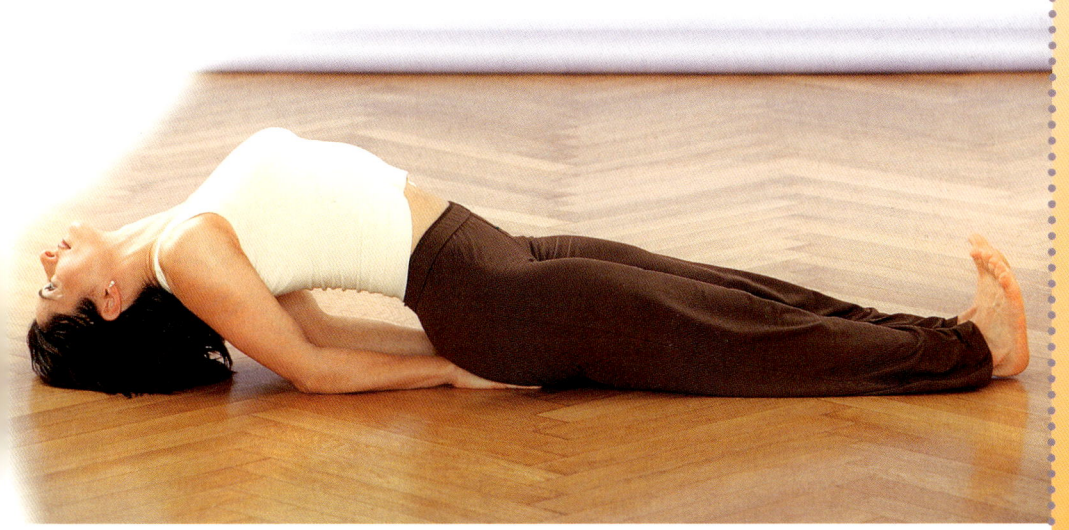

Variante:

▲ Falten Sie eine Decke oder ein großes Handtuch zu einer Rolle und legen Sie darauf Ihren Kopf und Rücken. Das Becken können Sie aushängen lassen, die Beine entweder aufstellen oder strecken – was bequemer für Sie ist.

▲ Legen Sie die Arme mit den Handflächen nach oben und spreizen Sie sie seitlich ab. Regelmäßig, ruhig und tief atmen.

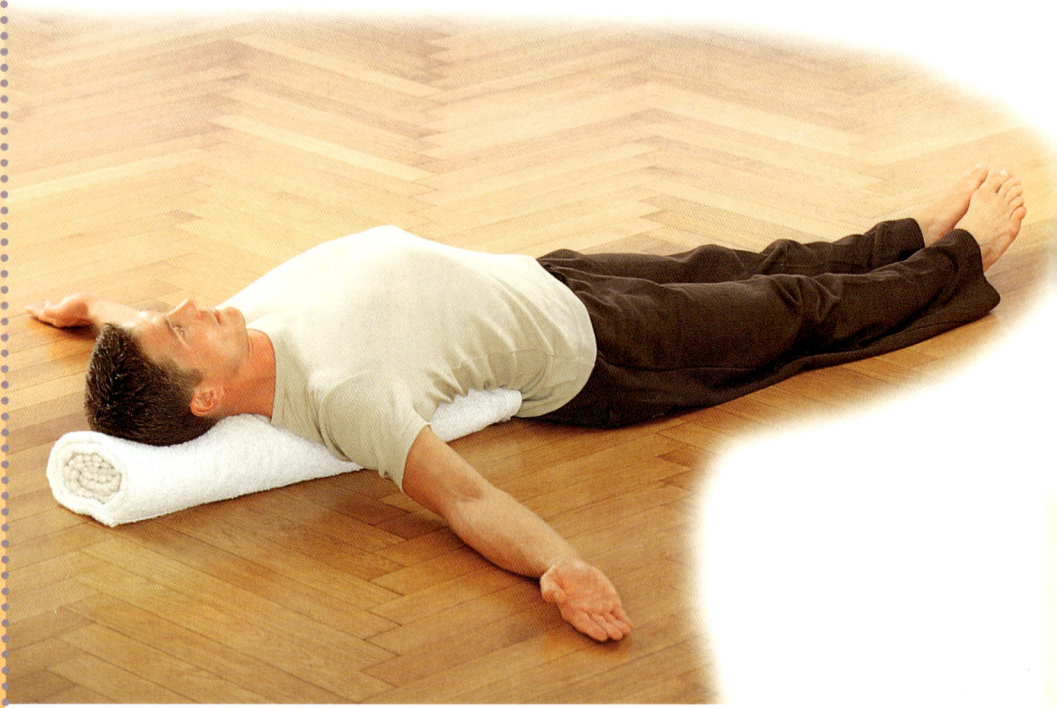